essentials

essentials liefern aktuelles Wissen in konzentrierter Form. Die Essenz dessen, worauf es als „State-of-the-Art" in der gegenwärtigen Fachdiskussion oder in der Praxis ankommt. essentials informieren schnell, unkompliziert und verständlich

- als Einführung in ein aktuelles Thema aus Ihrem Fachgebiet
- als Einstieg in ein für Sie noch unbekanntes Themenfeld
- als Einblick, um zum Thema mitreden zu können.

Die Bücher in elektronischer und gedruckter Form bringen das Expertenwissen von Springer-Fachautoren kompakt zur Darstellung. Sie sind besonders für die Nutzung als eBook auf Tablet-PCs, eBook-Readern und Smartphones geeignet. essentials: Wissensbausteine aus den Wirtschafts, Sozial- und Geisteswissenschaften, aus Technik und Naturwissenschaften sowie aus Medizin, Psychologie und Gesundheitsberufen. Von renommierten Autoren aller Springer-Verlagsmarken.

Christoph Klotter

Identitätsbildung über Essen

Ein Essay über „normale" und alternative Esser

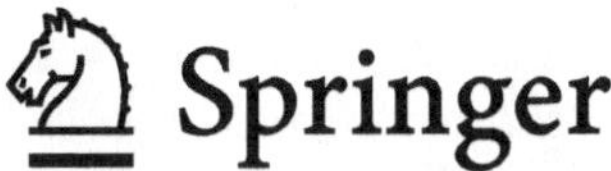 Springer

Prof. Dr. habil. Christoph Klotter
Hochschule Fulda
Fulda
Deutschland

ISSN 2197-6708 ISSN 2197-6716 (electronic)
essentials
ISBN 978-3-658-13308-5 ISBN 978-3-658-13309-2 (eBook)
DOI 10.1007/978-3-658-13309-2

Die Deutsche Nationalbibliothek verzeichnet diese Publikation in der Deutschen Nationalbibliografie; detaillierte bibliografische Daten sind im Internet über http://dnb.d-nb.de abrufbar.

Springer

Gedruckt auf säurefreiem und chlorfrei gebleichtem Papier

Springer ist Teil von Springer Nature
Die eingetragene Gesellschaft ist Springer Fachmedien Wiesbaden

Inhaltsverzeichnis

1 Kultur und Soziales 1

2 Personale Identität 5

3 Warum gerade Essen? 9

4 Pythagoras und Platons Welten 13

5 Essstörungen und Identität 19
   5.1 Bulimia nervosa 21
   5.2 Anorexia nervosa 22
   5.3 Orthorexia nervosa 24
   5.4 Essgestörte als Kulturavantgarde 26

6 Das Fleisch, die Moral, die Identität 29
   6.1 Grillen 29
   6.2 Beute – Täter 30
   6.3 Fleisch und soziale Lebenslage 31
   6.4 Das Töten hinter die Kulissen legen 31
   6.5 Fleischindustrie 32
   6.6 Fleisches-Lust 33
   6.7 Gut oder böse 35

Literatur 37

Kultur und Soziales 1

Der Begriff Identität schreckt als Erstes auf. Ich sehe mich dann gezwungen und veranlasst, mir darüber im Klaren zu werden, wer ich bin. Ich muss über mich nachdenken, Begriffe dafür finden, wie ich mich beschreiben könnte. Das ist anstrengend und lästig, wo ich doch in der Regel einfach bin – im Strom der Zeit, dahinfließend, mal schneller, mal langsamer. Die Zeit ist mein Bett, in dem ich mich selbstvergessen, und wenn es gut geht, wohlig fläze.

Doch dann klingelt der Wecker, und ich muss mich sammeln und reflektieren.

Bei der Identität über das Essen verhält es sich nicht viel anders. Wie ich esse, ist erst einmal etwas Selbstverständliches. Ich esse das, was meine Kultur als gute Nahrung erlaubt. Ich esse nicht Fischsuppe zum Frühstück, ich lade meine Freunde nicht zum Kakerlaken-Essen ein. Beides ist undenkbar. Wenn ich auf das Braten von Insekten verzichte, gehöre ich einer bestimmten Kultur an. Ich bin selbstverständliches Mitglied einer bestimmten Gruppe von Menschen, einer Zivilisation, die noch nie in ihrer ganzen Geschichte seit Jahrtausenden Insekten verzehrt hat.

Wir brauchen überhaupt nicht innehalten oder darüber nachzudenken, dass wir Kakerlaken so oder so verabscheuen, um Teil einer Kultur, einer Zivilisation zu sein, die seit Ewigkeiten existiert.

In Deutschland oder Frankreich werden unterschiedliche Dialekte gesprochen. Der Bayer wird die Ostfriesin möglicherweise nicht ganz verstehen, aber im Großen und Ganzen essen die Ostfriesin und der Bayer dasselbe. Vermutlich wird sie mehr Fisch konsumieren als er. Aber beide werden ihre Hunde nicht braten.

Essen ist somit die primäre Sprache kultureller Identität, der Zugehörigkeit und der Abgrenzung. Da der Mensch ein Rudeltier ist, nur in der Gemeinschaft lebt und überlebt, ist die kulturelle Identität ungemein wichtig.

Zugleich kann ich mich über die Art, wie ich esse, abgrenzen, nicht nur von anderen Kulturen, sondern von anderen sozialen Lebenslagen. Als Maurer trinke ich abends mein Bier und nicht einen Wein. Mit dem Wein würde ich Meinesgleichen

© Springer Fachmedien Wiesbaden 2016
C. Klotter, *Identitätsbildung über Essen,* essentials,
DOI 10.1007/978-3-658-13309-2_1

und mich selbst verraten. Im Fußballstadion verzichte ich ebenfalls selbstverständlich auf den Wein.

Bei dem Candlelight-Diner, wenn ich mit der Frau esse, in die ich verliebt bin, bestelle ich kein Bier, sondern das gute Glas Weißwein, und stoße zärtlich mit ihr an.

Das, was ich esse und trinke, markiert nicht nur meine soziale Zugehörigkeit, es ist ein System von Zeichen, die bestimmte soziale Gepflogenheiten kennzeichnen. Es auf der Party krachen zu lassen, heißt eben dann, nicht drei Stunden lang an der Bierflasche zu nippen; es müssen dann gleichsam drei, vier, fünf Biere sein. Erst dann kann ich von einer gelungenen Party reden.

Die kurze Pause während meiner Arbeitszeit wird nicht über das Bier definiert, sondern über die Tasse Tee oder Kaffee. Sie symbolisiert sowohl Entspannung als auch wieder wach werden.

Das Zeichensystem von Essen und Trinken ist nicht notwendig an die Wirkung der Inhaltsstoffe der Lebensmittel gebunden. Eigentlich ist es ja paradox, dass ich mich mit Wachmachern wie Kaffee und Tee entspannen möchte, runterkommen möchte, wo sie mich doch aktivieren. Aber ich habe mich quasi seit Jahrhunderten daran gewöhnt, dass Tee und Kaffee meine Arbeitspause symbolisieren. Mit der Tasse Tee in der Hand beginne ich tatsächlich, mich zu entspannen.

Essen und Trinken kennzeichnet nicht nur mein Arbeitsleben und meine Arbeitspausen, sondern auch meine Freizeit. Einen Kinobesuch ohne den Konsum von Popcorn kann ich mir gar nicht mehr vorstellen. Kino ist gleichsam Popcorn.

Kulturelle und soziale Identität über Essen und Trinken ist kein Monolith, sondern besteht aus vielfältigen Facetten des Alltags: der Kaffee zum Frühstück, das Eis an einem heißen Sommertag, usw.

Auch eine Kultur verleiht sich Ausdruck und Identität über das Essen. Die Weihnachtszeit ist dann definiert über den Christstollen, der im Sommer niemals gegessen wird. Jahreszeitliches Essen oder Essen aus besonderen Anlässen ordnet so ein Jahr, aber auch die Individuen, die in einer bestimmten Kultur leben. Diese würden sozusagen verrückt werden, wenn sie an heißen Sommertag im Schwimmbad Christstollen verzehren würden.

Täte dies jemand, so stünde auch seine psychosoziale Identität in Frage. Die übrigen Schwimmbadbesucher würden ihn zumindest für einen kauzigen Menschen halten, einen Sonderling.

Somit wird auch klar, dass Identität nicht nur eine Sache der Individuen ist, sondern auch eine der Wahrnehmung von Individuen von außen. Der Christstollenesser im Schwimmbad wird mitbekommen, dass er auffällt, dass er merkwürdig angeschaut wird. Er verletzt soziale Regeln und wird negativ sanktioniert bis hin zur Stigmatisierung.

Identität entsteht also über das Zusammenspiel von Individuum und Umwelt. Erfüllt ein Mensch soziale Erwartungen wie im Sommer Eis zu essen und keinen Christstollen, ist er ein anerkanntes Mitglied der Gesellschaft und fühlt sich dementsprechend gut.

Auch wenn wir alle davon ausgehen, dass sich unsere Manieren gelockert haben, dass wir nicht mehr so steif und höflich miteinander umgehen, so gibt es bezüglich des Essens doch relativ starre Regeln. Dazu gehört die Nichtduldung des Christstollens im Schwimmbad. Dazu gehört, bei Tisch nicht mit offenem Mund zu kauen, nicht zu rülpsen, etc.

Kulturelle Identitätsvorgaben sind einerseits über Jahrtausende stabil und unveränderbar. Dazu zählt in Europa die Nichtduldung von gebratenen Insekten auf dem Esstisch.

Bei dem Umgang mit den Drogen verhält es sich anders. War es in Europa lange Zeit gang und gäbe, zum Frühstück ein Glas Wein zu trinken, so auch Ludwig XIV, der Sonnenkönig, so ist das heute nicht mehr geduldet. Die Moderne, eine Epoche, die auf Nützlichkeit, Effizienz und rationale Planung setzt, ist den berauschenden Drogen, die die Arbeitsfähigkeit beeinträchtigen, abhold. Diese Epoche zeigt über den Konsum von Kaffee und Tee, dass sie Nüchternheit und Sachlichkeit schätzt. Kaffee und Tee werden so zu Symbolen der Moderne. Wer diese konsumiert, erklärt sich dieser Epoche zugehörig.

Es ist demnach nicht nur so, dass die Kultur vorgibt, welche Identitäten wir über das Essen und Trinken haben, vielmehr verhalten sich die Individuen zu diesen Angeboten. Sie haben in gewisser Weise die Wahl. Sie können theoretisch auch Insekten essen, und einige trinken ja in der Tat morgens bereits Wein.

Wir würden heute Letztere tendenziell als Alkoholiker bezeichnen. Vor zwei Generationen war dies weniger so. Meine Oma, eine Bäuerin, stand um 4.30 auf, frühstückte, hatte um 11.00 Vesper, zu dem ein Glas Wein gehörte. Heute ist das eher unvorstellbar. Die Zeiten wandeln sich und damit auch die kulturellen und sozialen normativen Erwartungen.

Dass die kulturellen und sozialen Vorgaben unser Essverhalten und damit auch unsere Identität stark beeinflussen, wissen wir in der Regel nicht und wollen es auch nicht wissen. Schließlich reklamieren wir für uns, dass wir das gerne essen, was Oma gekocht hat. Sie hat uns unsere Lieblingsspeisen zubereitet. Die eigene Familie soll also für meine Lebensmittelpräferenzen verantwortlich sein. Diese geben mir ein psychisches Zuhause, eine einmalige Heimat, zu der ich ein nostalgisches Verhältnis habe: Oma hat den Wirsingkohl so phantastisch zubereitet. Niemand kann es so gut wie sie. Es wird niemals jemanden geben, der dies könnte. Die guten Zeiten sind vorbei.

Die Familie soll also dafür verantwortlich sein, was ich am Essen mag. Aber noch etwas anderes spielt hier eine Rolle: meine persönlichen Aversionen und Präferenzen. Niemand kann mir erklären, warum ich Karotten und Rote Beete einfach nicht ausstehen kann, ja, dass mir bei deren Konsum speiübel werden kann.

Mit diesen Aversionen werde ich über das Essen zu einem besonderen Menschen, zu einem unverwechselbaren. Die Geburt des Subjekts hat stattgefunden.

Einerseits gehöre ich meiner Familie an, andererseits bin ich besonders, weil ich Karotten und Rote Beete nicht ausstehen kann. Die ganze Familie sitzt bei Tisch und beobachtet mich, wie ich mein Gesicht beim Anblick von Rote Beete verzerre. Mutter bedrängt mich, doch nochmals zu kosten. Schließlich sei dies gesund. Vater spricht entnervt von meinem ewigen Nörgeln an allem. Meine Geschwister schauen mich schief an. Aber ich beharre darauf, diese Gemüsesorten nicht essen zu können. Ich bin eine Mischung aus einem besonderen Menschen und einem Sonderling. Auf jeden Fall bin ich anders als die anderen. Diese Chance bietet mir das Essen.

Die Pubertät bietet mir die Möglichkeit, noch mehr ein besonderer Esser zu werden. Ich verweigere jeglichen Fleischkonsum, werde also zum Vegetarier, und vertrage auf einmal Karotten und Rote Beete. Ich versuche, meine Familie davon

© Springer Fachmedien Wiesbaden 2016
C. Klotter, *Identitätsbildung über Essen,* essentials,
DOI 10.1007/978-3-658-13309-2_2

zu überzeugen, gänzlich auf Fleisch und Wurst zu verzichten. Schließlich müssten dafür Tiere sterben. Und wie die gehalten werden! Meine Mutter folgt meiner Mission. Das Fleisch verschwindet vom Mittagstisch. Vater murrt und isst nun Fleisch auf der Arbeit in der Kantine. Aber letztlich habe ich gesiegt. Ich habe bestimmt, was meine Familie isst und nicht isst. Ich war mächtig genug, mich durchzusetzen, und das auch noch mit Argumenten, denen meiner Meinung nach kaum etwas zu entgegensetzen ist.

Ich bin dann nicht mehr derjenige, der einfach das isst, was ihm vorgesetzt wird, der einfach nicht über das Essen und die damit verbundene selbstverständliche Identität nachdenkt, sondern der ein bewusstes Verhältnis zu Essen eingeht. Ich weiß, dass ich meine Identität über eine bestimmte Kostform kreiere. Ich teile dies auch meinem sozialen Umfeld mit. Ich streite mich mit denjenigen, die noch immer Fleisch essen. Ich versuche, sie zu überzeugen. Wenn ich zum Essen eingeladen werde, bestehe ich im Vorfeld darauf, dass nicht nur Fleisch auf dem Tisch steht. Ich fühle mich gut, weil ich mich moralisch besser fühle als die Fleischesser. Nur die Veganer nerven mich, weil die mir vorwerfen, dass wegen mir Tiere sterben müssten.

Solange die Mehrheit etwa der Deutschen wie noch zu Beginn des 19. Jahrhunderts wie fast alle menschliche Kulturen tagein tagaus eine Nahrung zu sich nehmen, die aus einer Portion Kohlehydrate, ein bisschen Gemüse, und, wenn es gut geht, aus einem Stückchen Fleisch besteht, ist derartige Identitätsbildung etwa über Vegetarismus nicht möglich. Dazu gibt es zu wenig oder gar keine Entscheidungsmöglichkeit. Erst die sogenannte Überflussgesellschaft erhöht unglaublich die Vielfalt von Lebensmitteln und damit auch von Entscheidungsmöglichkeiten. Verantwortlich für die Überflussgesellschaft ist die vielfach geschmähte Lebensmittelindustrie. Vegetarismus, Veganismus, etc. verdanken ihre identitätsbildende Existenz der Lebensmittelindustrie.

Die Lebensmittelindustrie ist die materielle Voraussetzung, die ideelle ist das Konzept der Individualisierung, das seit ca. 200 Jahren greift. Es beinhaltet die Chance zur Selbstverwirklichung, aber auch die Pflicht zur Selbstverwirklichung. Jeder Mensch soll seine Talente und Gaben entfalten, soll ein einzigartiges Wesen werden, das seinen Beitrag zur Gesellschaft leisten kann. Nicht kollektivistisch mit zu trotten, sondern seinen eigenen Weg finden, ist die Parole. Nicht Geburt und Stand bestimmen darüber, wer jemand ist, sondern das Gelingen der Selbstverwirklichung. Von ihm ist das Ausmaß der sozialen Anerkennung abhängig. Individualisierte Menschen haben sich zu bewähren von der Wiege bis zur Bahre.

Bereits in der Renaissance kommt die Idee auf, sich wie ein Kunstwerk zu formen, also an sich zu arbeiten, sich zu gestalten, um ansehnlich zu werden, um seine Potenziale auszuschöpfen.

Veganismus ist dann eine Form der bewussten Selbstverwirklichung. Veganer bewähren sich in unserer Gesellschaft, indem sie die Ökologie im Auge behalten, indem sie nachhaltig leben, indem sie sich nicht schuldig machen mit dem Töten von Tieren. Sie sind in gewisser Weise vorbildlich. Sie leben nicht einfach vor sich hin, sondern kümmern sich bewusst um sich und ihre Umwelt. Sie sind das, was wir als ideale Staatsbürger bezeichnen dürfen. Fühlen sich Veganer auch als ideale Staatsbürger, dann sind sie narzisstisch gratifiziert. Vielleicht sind narzisstische Motive, Veganer zu werden, bedeutsamer als die nutritiven. Veganismus ist dann auch ein Schutzschild gegen zahlreiche Angriffe und gegen jegliche Form von Schuld.

Wir lernen also über Identität: Sie formt die Psyche und schützt sie zugleich wie eine zweite Haut oder auch wie ein Kettenhemd, eine Schutzweste, ein Panzer.

Warum gerade Essen? 3

Aber warum gewinnen wir heute Identität über das Essen? Eine Antwort könnte lauten, weil wir heute weniger Identität erzielen über eine politische Orientierung. Politik ist insgesamt suspekt geworden, und die großen politischen Utopien wie Kommunismus und Nationalsozialismus sind katastrophisch gescheitert. Wenn die großen Entwürfe misslingen, dann ist es naheliegend, sich gleichsam auf körpernahe Utopien zurückzuziehen. Der eigene Körper soll das leisten, was die politische Vision nicht erbracht hat: eine Art von Erlösung.

Deshalb wollten die 68er im Anschluss an den Freudo-Marxismus à la Wilhelm Reich die Sexualität befreien. Der befreite Körper sollte dann die Basis für die revolutionäre Politik sein.

Diese Idee der sexuellen Befreiung hat nicht getragen. Unsere Gesellschaft geht mit Sexualität liberaler um, aber Befreiung ist dafür kein angemessener Begriff. Wir können Entführte befreien. Wir können wie in der Französischen Revolution den 3. Stand gleichstellen und ihn aus den Fesseln des Feudalismus befreien, aber der sexuelle Körper ist weder in Ketten geschlagen, noch ist klar, wie seine Befreiung aussehen könnte.

Diese Annahme über die Nichtbefreibarkeit des sexuellen Körpers scheint mittlerweile common sense geworden zu sein. Niemand spricht und schreibt darüber, dass die Sexualität zu befreien sei. Dieses Projekt der 68er Generation ist offenkundig gescheitert. Stillschweigend gescheitert. Die Leiche wurde unauffällig entsorgt.

Wenn ein Projekt scheitert, dann ist es naheliegend, das nächste zu lancieren. Warum sollten das Essen und der essende Körper nicht zur Befreiung taugen? Warum sollte mir die richtige Ernährung nicht ewige Gesundheit und Unsterblichkeit schenken? Ich muss für mich nur die richtige Formel finden, das passende Kostregime, und schon bricht ewige Glückseligkeit aus. Ich habe dann eine klare Orientierung in dieser unübersichtlichen Welt. Ich kann mich damit individualisieren,

© Springer Fachmedien Wiesbaden 2016
C. Klotter, *Identitätsbildung über Essen*, essentials,
DOI 10.1007/978-3-658-13309-2_3

mich selbst verwirklichen, mich selbst zum Retter meiner selbst machen. Das ist doch einiges. Es gelingt alleine darüber, dass ich einen bestimmten Essensstil entwickle. Er kann ganz selbstständig geformt werden wie bei der Orthorexia nervosa (siehe weiter unten), er kann von der *alternativen* Stange sein wie beim Vegetarismus oder Veganismus. Er darf aber nicht aus dem Mainstream stammen. Den Ernährungsempfehlungen der DGE zu folgen, ist nicht cool, macht nicht glückselig, ist zu wenig individuell, riecht eher nach Unterwerfung, nach Anpassung. Glückselig macht nur das, was eine mehr oder weniger große Spur des Aufbegehrens enthält.

Das berühmte verkürzte, aus dem Zusammenhang gerissene Zitat von Feuerbach „Du bist, was Du isst" ist die Basis für die (auch unbewusste) Phantasie, nicht nur den eigenen Körper, sondern auch die eigene Psyche mit dem entsprechenden Kostregime nicht nur beeinflussen, sondern auch vollständig formen zu können. Es liegt in meiner Hand, wer ich bin. Ich kann mich zu dem Kunstwerk formen, was mein Ideal ist. Mit der richtigen Ernährung erlange ich ewige Gesundheit, ewige Jugend. Ich muss nur darauf achten, was ich esse, und schon fühle ich mich seelisch vollständig wohl.

Basis dieser Identitätsbildungsphantasie ist also eine narzisstische Größenphantasie: Ich habe mich vollständig unter Kontrolle. Die bemitleidenswerte und armselige Sterblichkeit des Menschen ist überwindbar. Dem Schicksal ist auch zu trotzen. Ein fremdverschuldeter Autounfall kommt bei richtiger Ernährung nicht vor. Sie macht mich zu einem unsterblichen Halbgott.

Es fügt sich glücklich, dass die Übernahme einer alternativen Ernährungsweise wie Vegetarismus oder Veganismus mir das selige Gefühl einer Zugehörigkeit zu einer Gruppe Gleichgesinnter sichert, einer Gruppe Verschworener, Verstoßener, Verdammter, Geächteter. Das ist so wie im Ur-Christentum: zuerst verfolgt und gehängt, dann Welt-Religion. Warte nur ein Weilchen. Dieses Erlösungswissen wird bald die ganze Welt beherrschen – so die insgeheime Hoffnung.

Es ist nicht unerwünscht, dass in die Identität des Vegetariers, der Veganerin die Figur des kritischen Staatsbürgers eingefügt werden kann, der hehre politische Ziele verficht und mutig die Stimme gegen das Establishment erhebt (Tierschutz, Ökologie, etc.). Geschichte wird so aufbewahrt. Der 68er lebt in dem Vegetarier weiter. Die Parole der 68er „Das Private ist das Politische" wird dadurch aufbewahrt, dass der Vegetarier mit seiner Lebensweise nicht hinter dem Berg hält. Er zerrt das, was gemeinhin als privat gilt, das Essen, an die Öffentlichkeit. Er macht daraus ein Politikum erster Klasse. Weitaus besser als beim Sex kann über das Essen triftig begründet werden, wie die Politik etwa in die Lebensmittelproduktion eingreift, in die Lebensmitteldistribution, etc., wie soziale Machtverhältnisse den Fleischkonsum mit steuern.

In der derzeitigen Ausformung des Vegetarismus/Veganismus wird noch ein größerer Bogen Geschichte aufbewahrt als nur die 68er Generation, vielmehr die letzten 200 Jahren alternativer Lebensentwürfe.

Die Früh-Romantik liefert ihnen das leidenschaftliche Eintreten für etwas, für das Richtige, für das unzweifelhaft Richtige. Kühle nachdenkliche Zurückhaltung des aufgeklärt-rationalen Bürgers liegt den alternativen Essern nicht. Sie sind stolz darauf, empört zu sein wegen der Massentierhaltung. Sie treten für das Leben, das Lebendige ein. Das Lebendige lässt sich nicht in ein rational geplantes Planquadrat einsperren. Das Lebendige ist ein Schrei nach dem Lebendigen.

Die Vertreter der Früh-Romantik auf der Achse Berlin-Jena um 1800 wie Tieck und Wackenroder haben ein großes Faible für die Natur. Sie lieben es, in der Natur zu wandern, in deutschen Wäldern. Franken sagt ihnen besonders zu.

Im Gegensatz zu heute nehmen die Früh-Romantiker die Doppelgesichtigkeit der Natur durchaus wahr: Natur gibt Leben (Lebensmittel, Sonne), Natur nimmt Leben (Naturkatastrophen, etc.). Natur ist lieblich und grausam. Der Slogan der Alternativ-Bewegungen der letzten 200 Jahre wie der Lebensreformbewegung des „naturgemäßen Lebens" findet deshalb schon Nietzsche absurd. Naturgemäßes Leben würde dann bedeuten, sich alle halbe Jahr ein Arm oder Bein abzuhacken.

Die Liebe zur Natur entsteht da, wo die ersten Industrie-Schornsteine zu qualmen beginnen. Die Industrialisierung schafft die Zuwendung zur Natur. Industrie und Natur werden als Dichotomie begriffen. Die Industrie zerstöre die Natur, sei nicht mehr natürlich. Die nostalgischen Idyllen vom singenden Bauer, der mit der Hand die heruntergefallenen Äpfel aufsammelt, entstehen.

Wenn die Industrie böse ist, dann muss die Natur lieb sein, nur lieb.

Diese Denkfigur greifen Vegetarier und Veganer auf. Sie verteidigen die gute Natur, indem sie dem Töten von Tieren abhold sind. Sie sind die wahren Naturfreunde. Die anderen missbrauchen und missachten die Natur.

Daher erweisen sich die alternativen Esser als moralisch überlegen. Es scheint ihnen zu gelingen, sich von Schuld beim Essen zu befreien. Platon, der wichtigste Philosoph Europas, definierte auch Pflanzen als Lebewesen. Mit dieser Position machen sich auch die Alternativ-Esser schuldig. Wir Menschen überleben nur, wenn wir andere Lebewesen vernichten.

Darin unterscheiden wir uns in nichts von den anderen Tieren. Aber genau das wollen wir nicht wissen. Wir wollen geistvolle Wesen sein und keine gierige und grausame Tiere.

Wir können damit festhalten, dass ein wesentliches Kennzeichen der Identität der alternativen Esser eine Schutzschildfunktion darstellt – einen Schutz gegen den Verdacht, sich mit Essen schuldig zu machen.

Damit wird auch klar, dass auch jede Identität, jedes Schutzschild, brüchig ist. Je fester sie zu sein scheint, umso fragiler ist sie. Das leidenschaftliche Eintreten für die gute Natur ist auch aus der Angst geboren, doch nicht auf der richtigen Seite zu stehen.

Noch etwas anderes von der Früh-Romantik fließt in Vegetarismus/Veganismus als Identitätsangebot ein. Der romantische Mensch verstellt sich nicht mehr, hat keine Maske auf, spielt kein Theater, sondern zeigt sich in der Öffentlichkeit so, wie er eben ist. Er ist echt oder authentisch. So verbergen Alternativ-Esser nicht, dass sie dies sind, sie verbergen nicht, dass sie Fleischkonsum grässlich finden. Sie kämpfen offen für ihre Anliegen, nehmen kein Blatt vor den Mund.

So kulminieren in der Figur der Alternativ-Esser 200 Jahre des Protests gegen die bürgerliche Gesellschaft. Wir wissen nun, warum sie so attraktiv ist. Und wir fragen uns, warum nicht alle Menschen sie übernehmen.

Welche Identität haben eigentlich die, die sich nicht Veganer und Vegetarier nennen?

Pythagoras und Platons Welten

4

Ein kleiner Ausflug in die Geschichte ist nötig, um genauer zu bestimmen, wer die Nicht-Alternativ-Esser sind. Vorab ist zu sagen: Es ist die Bevölkerung, die Platon für zuchtlos hält, und deshalb der Wächterkaste bedarf, die mit allen Mitteln diese Zuchtlosigkeit einschränken darf. Der breiten namenlosen Masse wird eine Identität zugeschrieben, der zufolge sie müßiggängerisch, amoralisch, maßlos ist. Ihre Identität scheint dann darin zu bestehen, einerseits missmutig die Vorgaben der Wächter zu befolgen, andererseits triumphatorisch dagegen zu rebellieren und die Regeln zu brechen. In der Regelverletzung findet die breite Masse ihre *wahre* Identität, ignorierend, dass diese Identität von den Wächtern mit produziert worden ist, haben diese doch die Vorgaben aufgestellt – ein Beispiel dafür, wie Identität von außen geformt ist und die subjektive Gewissheit, ganz bei sich eingetroffen zu sein, eine Illusion darstellt; eine Illusion, die jedoch notwendig ist, um überhaupt eine individuelle Identität zu erleben, wo es doch bei dem Wächter-Bevölkerungs-Verhältnis um eine kollektivistische Gesellschaft geht, die breite Bevölkerung wird nicht differenziert und individualisiert. In den Augen der Wächter sind sie alle gleich, eben zuchtlos.

Die Kaste der Wächter gewinnt Identität, weil sie so bedeutsam ist für das Funktionieren des Staates. Ohne sie läuft gar nichts, denken sie. Sie selbst ist so namenlos und entindividualisiert wie die Bevölkerung auch, eben eine Horde Soldaten mit demselben Haarschnitt und demselben kantigen Gesicht. Ihre einzige Chance, eine individuelle Identität zu bekommen, ist wie bei der Bevölkerung auch die Regelverletzung, die die Wächter jedoch verheimlichen müssen. Schließlich sollen sie die Verkörperung der Zucht sein, untadelig, einwandfrei, lückenlos.

Aber wir haben uns in diesem Kapitel vorgenommen, das pythagoräische und das platonische Modell *näher* zu beleuchten, die zu diesen Formen der Identität bei der Bevölkerung und bei den Wächtern führt.

© Springer Fachmedien Wiesbaden 2016
C. Klotter, *Identitätsbildung über Essen*, essentials,
DOI 10.1007/978-3-658-13309-2_4

Das, was beim Blick in die Geschichte verwirrt, ist deren Kontinuität. Wir gehen heute von einer schnelllebigen Zeit aus, von rasanten Veränderungen, die es bezüglich der Technik ja durchaus gibt, aber wir vergessen, dass Zivilisationen über Jahrtausende über ein bestimmtes Wertegefüge zusammengehalten werden und das änderungsresistent ist. Wären Werte es nicht, dann verschwände diese Zivilisation von der Bildfläche. Daher lohnt ein Blick in die Geschichte.

Pythagoras hat im 6. Jahrhundert vor Christi gelebt, er war ein „Vertreter einer aristokratisch-elitären und entsprechend autoritären Verfassung und Politik." (Schupp 2003, S. 62) Und was war seine Lehre? „Irgendeine Art der Seelenwanderung hat er wohl vertreten, und es scheint auch, dass er das bleibende Element dieser Wanderung tatsächlich mit dem Wort Seele (psyché) bezeichnet hat." (S. 64) Damit beginnt im Abendland der Siegeszug der Idee der Seele; und damit auch der Identität. Auch wenn Identität von außen mitgeformt wird, auch wenn sie aus dem interaktiven Miteinander nicht hinaus zu lösen ist, so wird sie subjektiv als Erfahrung der Psyche begriffen, wenn nicht sogar deren Zentrum. Nur die Psyche ist in der Lage, Identität zu haben und zu erleben. So hehr der Seelenbegriff bei Pythagoras ist, so erhaben ist im Grunde der Identitätsbegriff. Würde lastet auf ihm. Ewige Würde.

Platon übernimmt den pythagoreischen Seelenbegriff, der dann übergeht in die christliche Religion.

> Die Seele ist ihrem Wesen nach dem Leib (der Materie) gegenüber fremd, sie entstammt dem Bereich des Göttlichen… Die Seele wird durch den Kontakt mit der Materie in ihrem wahren Wesen getrübt… das Ziel muss daher sein, die Seele von der Materie wieder zu befreien… Diese Erlösung der Seele geschieht durch ‚Reinigung' (kátharsis)… Nach Pythagoras gehörte zur Reinigung vor allem eine bestimmte asketische Lebensform, aber auch die Einhaltung von Regeln, die man heute als Tabu-Vorschriften bezeichnen würde. (Schupp 2003, S. 65)

Unser heutiger Identitätsbegriff hat noch Affinitäten zum platonischen Seelenbegriff. Ihm haftet etwas Sphärisches an, etwas Immaterielles.

Identität durch Befreiung der Sexualität (68er Generation), Identität durch das Essen (heute) bedeutet dann eine Materialisierung des Identitätskonzept – vermutlich mit produziert durch den marxistischen Materialismus, der die 68er zentral beeinflusst hat. Die Befreiung der Sexualität ist so auf doppelte Weise Befreiung: im eigentlichen Sinne und in der Ersetzung einer rein psychischen Identität durch eine material mitbedingte. In der Identitätsbildung durch Essen setzt sich das marxistische Erbe fort mit der leicht revolutionären Attitüde. Alternativ-Esser sind nun eben mal revolutionär – ein bisschen. Umgekehrt ist festzuhalten, das mit Identität durch alternatives Essen, sich das Essen, der Körper, spiritualisiert. Es und er werden eingewoben in ein Netz an Sinn. Sie werden ökologisch, ethisch, etc. Alternatives Essen ist gleichsam ein Sieg der Seele/des Geistes über den Körper. Er tut nur noch das, was sie befehlen. Platon siegt eben immer.

Und was hat Platons Seelenbegriff mit heutiger Ernährung, heutigen Ernährungsempfehlungen der/für die Bevölkerung zu tun? Zur Befreiung und Reinigung der Seele von der Materie muss der Körper durch die Seele kontrolliert werden. Und es darf wenige sinnliche Genüsse geben. Diese verderben die unsterbliche Seele. Die Seele muss genährt werden, nicht der Körper. Ernährungsempfehlungen dienen so historisch der Ernährungseinschränkung, der Askese. Es ist Aufgabe der Wächter, diese der Bevölkerung einzutrichtern.

Auch wenn sich Alternativ-Esser und die breite Bevölkerung in ihrer Essensausrichtung eigentlich fundamental unterscheiden, so eint sie der versuchte Sieg der Psyche über den Körper.

Zu den Ernährungsempfehlungen gehörten für Pythagoras etwa, auf den Konsum von Bohnen zu verzichten, das Brot nicht zu brechen, etc. (ebd.). Bemerkenswert an den Regeln war, dass sie nicht zu begründen waren, also auf Rationalität vollkommen verzichteten. Das ist heute nicht anders. Die Wächter schreiben zwar der Bevölkerung ein bestimmtes Kostregime vor, doch wissenschaftlich begründen lassen sich die wenigsten Ernährungsempfehlungen. Die richtige Ernährung für alle gibt es nicht. Entscheidend für die Wächter ist nicht der Inhalt, sondern das Vorschriften-Machen, der Versuch, die Bevölkerung mit allen Mitteln zu kontrollieren und einzuschränken.

Auch für Vegetarismus, Veganismus, et al. gibt es wenig rationale Grundlage. Es sind überwiegend Glaubenssysteme, die aber von ihren Mitgliedern akribisch übernommen werden müssen. Auch an diesem Punkt unterscheidet sich der Normalesser nicht vom alternativen.

Es fällt also auf, dass wie bei Pythagoras zahlreiche bis zahllose Ernährungs*sekten* für sich die einzig richtige Lehrmeinung reklamieren und ihre Jünger auffordern, ihrem Dogma blind zu folgen. Pythagoras lebt gleichsam noch unter uns, beziehungsweise viele seiner Art.

Wenn ich im Herbst mein neuestes Buch veröffentlichen würde „Wurzeln und Gräser essen – wie man über 100 Jahre alt wird", wäre ich ein gemachter Mann. Ich hätte eine Buchauflage, die ich noch niemals gehabt habe (und niemals haben werde). Das bedeutet: Von den Ernährungssekten profitieren nicht nur die schreibenden Gurus, sondern auch die Jünger. Mit der revolutionären Wurzel- und Gräser-Diät könnten sie ein Mittel in der Hand haben, die unübersichtliche und tendenziell unüberschaubare Komplexität der Ernährungswelt deutlich zu reduzieren. Sie hätten ihren Weg gefunden im Dschungel der Ernährungsempfehlungen.

Sich jemandem anheim zu stellen, sich einem rigiden Ernährungsregime zu unterwerfen, bedeutet auch, die Verantwortung für sich an einen anderen zu delegieren, im Falle der Wurzel- und Gräser-Diät an mich als zukünftigem Autor und Guru. Ich bin dann für sein Wohl und seine Gesundheit verantwortlich. Ich bin dann sein Vater, dem er blind vertraut. Die Welt kann auch einfach sein. Und hat die Wurzel- und Kräuter-Diät irgendwelche Nebenwirklungen, so zieht der Jünger zum nächsten Guru.

Das Befolgen der Empfehlungen einer bestimmten Diät besitzt nicht nur den unschätzbaren Vorteil, Verantwortung abtreten zu können, es schafft für mich als Jünger eine klare Struktur, einen klaren Rahmen. Dieses Kostregime hält mein Leben zusammen. Das Chaos, in dem ich lebe oder glaube zu leben, ist erheblich reduziert.

Identität als Alternativ-Esser wird so zu einer Festung, einem dem Anschein nach unverletzbaren Panzer.

Und ich ordne mit einem bestimmten Kostregime nicht nur meine Psyche und meinen Tagesablauf, vielmehr kann ich mich nach außen profilieren. Ich bin dann der Veganer, der die Halbherzigkeiten des Vegetarismus entschieden hinter sich gelassen hat, vom Fleischesser ganz zu schweigen. Ich habe die Möglichkeit geschaffen, mich von anderen abzugrenzen und mich gegebenenfalls über sie zu erheben.

Dieser Aspekt macht deutlich, dass Identität nicht nur ein Gefühl ist, nicht nur ein Teil der Seele, sondern mit der Performanz in der Öffentlichkeit oder auch nur dem anderen gegenüber untrennbar verbunden ist: Zur Identität gehört der Auftritt dazu.

Das Streben nach Schlankheit, das rigide Festhalten an einem starren und asketischen Kostregime gewinnt mit der Lehre des Pythagoras seine historische und theoretische Fundierung. Schlank meint dann nicht mehr nur einfach schön und attraktiv, schlank steht dann für den Versuch, die Seele in einem üppigen Leib nicht noch stärker einzukerkern. Vom schlanken Körper scheint sich die Seele besser lösen zu lassen. Das strenge Kostregime dient im Lichte der pythagoreischen und platonischen Lehre weniger dem gesunden und langen Leben, vielmehr ist es ein Erlösungswissen, um der materiellen Welt zu entkommen, aus ihr heraus zu schweben. Der füllige Leib kann bei diesem Manöver nur stören.

Wer glaubt, dies sei alles Schnee von gestern und vorgestern, der irrt gewaltig. Das sich in den letzten hundert Jahren deutlich radikalisierte Schlankheitsideal, lässt sich gut interpretieren als die zunehmende Dominanz platonischem Denkens. Dieses hält unsere Zivilisation zusammen, ob wir wollen oder nicht. Die zu vermutende zunehmende Dominanz ist möglicherweise eine Antwort darauf, dass in der abendländischen Tradition bestimmte Werte bedroht sind unterzugehen, so die Idee der Mäßigung, weil der Einfluss des Christentums, das ja historisch auch auf diese Tugend setzt, in den letzten 200 Jahren deutlich zurückgegangen ist. So zaubert unsere Kultur ein Schlankheitsideal aus dem Hut, das für 99 % der Bevölkerung gar nicht realisierbar ist.

Identitätsbildung, das wird hier überaus deutlich, ist in hohem Maß historisch präfiguriert. Wir bewegen uns in Fußstapfen, die vor Jahrtausenden geformt worden sind.

Entscheidend ist, dass wir dem von Pythagoras und Platon entwickelten Leib-Seele-Dualismus nicht entkommen; und nicht entkommen wollen, weil es die Grundlage unserer zivilisatorischen Identität ist. Wir können und wollen gar nicht anders denken. Und handeln. Wenn wir uns für den Apfel statt für den Schoko-Riegel entscheiden, fühlen wir uns in der Hinsicht gut, dass wir den Körper nicht allzu sehr genährt haben. Wenn wir den Schoko-Riegel wählen, dann schmeckt er uns vermutlich, aber das schlechte Gewissen nagt zugleich an uns, weil wir schon wieder einmal den körperlichen Genüssen den Vorrang gegeben haben. Wir haben damit gleichsam die Seele verraten.

Der genauere Blick auf alternative Ernährungsformen und konventionelle Diätregimes lohnt sich auch insofern, als dann klar wird, dass es ihnen nicht nur um Gesundheit und um ein ästhetisches Ideal geht, sondern ganz im Sinne Platons um die Reinheit der Seele. Das ist das eigentliche Geheimnis der Kostregimes. Auch hier wird die Konvergenz des Alternativen und Konventionellen überaus deutlich.

Üblicherweise wird angenommen, dass die Positionen von Platon und Sokrates identisch sind. Schließlich hat Platon die sokratischen Dialoge niedergeschrieben. Der Ineinssetzung von Sokrates und Platon widerspricht jedoch Schupp (2003).

Sokrates geht es auch um die Wahrheit, die er in einem kritischen Dialog ergründen will. In Abgrenzung zu Pythagoras geht Sokrates nicht von einer unsterblichen vom Körper abgetrennten Seele aus. Für ihn sei diese „das bewusste, vernünftige, verantwortliche Ich des Menschen." (ebd., S. 178) Der kritische Dialog in einer Öffentlichkeit wie der Polis ist ein Kontrollorgan, um der Vernunft zum Sieg zu verhelfen. Der Einzelne muss nicht das denken, was Staat und Religion von ihm verlangt. Er darf und soll ein autonomer Denker sein.

Platon dagegen bezieht sich auf Pythagoras. Er übernimmt seinen Leib-Seele-Dualismus, verbunden mit der Wertung, dass das eine besser sei als das andere.

Sokrates spricht mit den Bürgern, Platon hingegen will nur die Elite erziehen. Der Elite wiederum wird die Aufgabe zugewiesen, das Volk zu erziehen: „Dies bedeutet, dass in Platons Staat die Menschen zu ihrem Glück nicht nur gezwungen werden dürfen, sondern sogar gezwungen werden müssen." (ebd., S. 224)

Zielt Sokrates auf eine demokratische Organisation der Polis, so greift Platon auf eine dreigliedrige Hierarchie zurück: das Volk, das Heer, die Regierenden. Hauptziel der Erziehung der Bevölkerung ist Mäßigung. „Die Mäßigung aber besteht für die große Masse doch wohl hauptsächlich darin, dass man einerseits den Vorgesetzten Gehorsam leistet, andererseits sich selbst zu beherrschen weiß hinsichtlich der Freuden des Trankes, der Liebe und des Mahles." (Platon, zitiert nach Schupp 2003, S. 225)

Auf die heutige Zeit übersetzt, bedeutet dies, dass die bundesdeutsche Bevölkerung nach normativ geltenden Ernährungsempfehlungen leben soll, sie auch nicht gefragt wird, ob sie das will, und die Gesundheits- und Ernährungsexperten mehr als verbittert sind, wenn die Bevölkerung ihrer Meinung nach sich noch immer ungesund ernährt und sich einfach nicht an ihre Empfehlungen hält.

Sokrates dagegen war solche normative Zurichtung des Volkes fremd. Er wusste von der unterschiedlichen Verfasstheit der Menschen, die dennoch vor dem Gesetz alle gleich waren. Hippokrates sah das übrigens ähnlich wie Sokrates (Klotter 1990). Aber Platon hat geschichtlich gesiegt.

Für die Identitätsbildung durch Essen kann so die ernüchternde Bilanz gezogen werden, dass das autoritäre platonische Modell sich nicht nur historisch durchgesetzt hat, sondern offenbar auch das attraktivere ist. Ich muss mich einfach einer Glaubensgemeinschaft anschließen und kann das eigenständige Denken, das Abwägen, die kritische Reflexion einstellen, wenn dies überhaupt jemals existiert hat.

Die Alternativ-Esser unterscheiden sich zwar dahingehend, dass sie sich überlegen, wie sie sich ernähren sollen, aber sich dann doch in der Regel einer Glaubensüberzeugung anschließen und ihr Regelwerk übernehmen. Identitätsbildung ist tendenziell von einem kindlichen Denken durchdrungen.

Essstörungen und Identität 5

Wir haben bisher drei Identitätsangebote bezüglich des Essens kennengelernt: die Alternativ-Esser, die breite Bevölkerung und die Wächter-Kaste, also die Ernährungs-Experten. Wir müssen aber noch ein weiteres hinzufügen: die Gruppe der Essgestörten, die sich differenzierten lässt in Anorexia nervosa, Bulimia nervosa und Orthorexia nervosa. Hinter den drei Störungsbildern lässt sich zum einen individuelles Leid vermuten, zum anderen sollten sie nicht als Devianz, als Abweichung begriffen werden, sondern als Avantgarde-Bewegungen unserer Kultur. Anorexia nervosa repräsentiert die Überspitzung des vorherrschenden Schlankheitsideals, Bulimia nervosa ist von der Kompetenz gekennzeichnet, die Impulsdurchbrüche beim Essen hinter die Kulissen legen zu können und so dem Anschein nach die Haupttugend unserer Gesellschaft zu repräsentieren: die Selbstkontrolle. Orthorexia nervosa setzt sich zusammen aus übermäßigem Gesundheitsbewusstsein und dem Wunsch und der Pflicht, sich selbst zu verwirklichen und für sich eine eigenständige Ernährungsweise zu kreieren.

Es gibt quasi nicht Besseres als Essstörungen. Sie sind die Vorreiter unserer Kultur, auch wenn sie ein bisschen wie eine Karikatur daherkommen. Aber in der Vorreiterfunktion ist ein wenig Übertreibung und Überzeichnung notwendig. Auch der Arbeiter auf den Barrikaden wirkt ein bisschen absurd. Nicht anders die 68er-Generation, die gemeinsam auf der Demo skandiert: Ho, Ho, Ho Chi Min.

Die Avantgarde-Position entsteht aus einer unbewussten Delegation gesellschaftlicher Werte an eine Minderheit, die die Avantgarde-Funktion übernimmt – aus dem Gefühl der Verpflichtung heraus, für die gemeinsamen gesellschaftlichen Werte einzutreten. Avantgarde bedeutet, den anderen, der breiten Masse überlegen zu sein, die noch nicht so weit sei und vielleicht nie so weit sein wird. Im Grunde hofft die Avantgarde, dass sie nie erreicht werden wird, dass sie immer paar Schritte voraus sein wird.

© Springer Fachmedien Wiesbaden 2016
C. Klotter, *Identitätsbildung über Essen,* essentials,
DOI 10.1007/978-3-658-13309-2_5

Die Avantgarde, die davon ausgeht, das grundlegend Andere zu sein, müsste sich eingestehen, nur die sichtbare Speerspitze eines kulturellen Wertegefüges zu sein.

Und wir konstatieren: Das wirklich Andere sind weder die Alternativ-Esser, noch die Bevölkerung mit ihrer triumphatorischen Übertretung der Ess-Regeln, noch die Ess-Avantgarden. Diese sind zudem davon bedroht, im Vorauseilen irgendwann zu ermüden und deshalb gezwungen zu sein, zur sie verschluckenden Normalität zurückkehren zu müssen.

Essprobleme wären so das Sein und die Fülle kulturellen Lebens; der symptomfreie Zustand näherte sich dagegen dem Nichts, der Normalität, der Unauffälligkeit, der Unauffindbarkeit. Nur der problematische Körper mit seinen Essstörungen ist Körper, der unproblematische hat sich aufgehoben. Der *normale* Körper hat sich eines großen Teil kulturellen Sinnes entledigt. Er lässt sich nicht mehr entschlüsseln außer bezüglich der Bewertung der Erfüllung/Nicht-Erfüllung eines gesellschaftlichen Ideals.

Identität mit Essproblemen gibt es also genau deshalb, weil sie eine Differenz zum Normalen markieren und in aller Deutlichkeit kulturelle Werte auf der Ebene des Körpers gleichsam vorausgreifend repräsentieren.

Der essgestörte Körper ist also der ringende und kämpfende. In ihm toben gesellschaftliche Werte, genau dann, wenn sie auch verfehlt werden. Entscheidend sind das Ringen und die Möglichkeit des Scheiterns.

Dem *normalen* Körper kann nur noch eine TÜV-Plakette verliehen werden: unbedenklich, alltagstauglich, gesund. Aber wenig ist an ihm von gesellschaftlichen Irritationen und Rätseln, auch nichts von Schwierigkeiten des Subjekts zu ahnen und zu spüren. Er sagt nichts mehr und lässt sich nicht entschlüsseln. Etwas Schlimmeres, als sich der Hermeneutik zu entziehen, kann im Abendland eigentlich nicht passieren (Klotter 2001).

Aber der *normale* Körper zeichnet sich auch durch immense Vorteile aus. Er ist der gewiss unschuldige Körper. Nichts Schlimmes, Böses hat ihn gezeichnet. Nichts Schlimmes, Böses lässt sich an ihm ablesen, auch nicht mit der größten hermeneutischen Sorgfalt. Genau damit verfehlt er eine fundamentale menschliche Existenzweise:

> Ist es denn nicht eben die Möglichkeit, Böses zu tun, die den Menschen von den stumm ablaufenden Vorgängen abtrennt und ihn zum Menschsein erhebt – die also die menschliche Natur fördert? Denn erhebt der Mensch sich nicht, gerade weil er zum Bösen fähig ist, über die Tierwelt und entdeckt an sich jene Freiheit, aufgrund der er, da er nicht mehr bloß eine Wesenheit ist, nicht nur leben (nach dem Modell aller ‚Lebewesen'), sondern existieren kann (mit einem persönlichen Schicksal)? (Jullien 2005, S. 59)

5.1 Bulimia nervosa

Bei dieser Essstörung handelt es sich um einen unkontrollierbaren Essimpulsdurchbruch. Die großen Mengen an Lebensmittel, die während der Heißhungerattacke aufgenommen werden, werden etwa durch selbst induziertes Erbrechen wieder abgeführt.

Einzelne Elemente der Bulimia nervosa wie das Verzehren großer Mengen an Lebensmitteln oder selbst induziertes Erbrechen tauchen in der Geschichte vielfach auf. In Epochen, in denen die Bedrohung durch Hunger zu den Grundtatsachen des Lebens gehört, ist, möglichst viel zu essen, nicht pathologisch, sondern eine Überlebensstrategie. Im spätantiken Rom gab es bei der gesellschaftlichen Elite spezielle Räume zum Erbrechen (Vomitorien), um anschließend weiter essen zu können. Mit Bulimia nervosa unserer Zeit hat dies allerdings nichts zu tun. Das Erbrechen wurde in Rom in keiner Weise verheimlicht. Es war auch nicht peinlich. Es war funktional, um weiter essen zu können. Diese Römer hatten keine Gewichtsprobleme (Klotter 2015).

Der moderne Symptomkomplex der Bulimia nervosa hat einen gesellschaftlichen Auslöser: die Radikalisierung des Schlankheitsideals im 20. Jahrhundert (Klotter 1990). Damit steht in Verbindung das Diäten als kollektive und in der Regel vergebliche Bemühung, Gewicht zu reduzieren oder zu halten. Die normative gesellschaftliche Erwartung eines schlanken Körpers und deren Verinnerlichung führte bei vielen Frauen zu einem problematischen Essverhalten: restringiertes Essverhalten, verbunden mit dem Wunsch, möglichst gar nichts zu essen, der daraus resultierende Essdurchbruch, der Versuch, den Essanfall ungeschehen zu machen, zum Beispiel durch Erbrechen und auf diese Weise dem Schlankheitsideal zu entsprechen.

Wenn das Diäten als eher frauenspezifisches Massenphänomen ab dem 60er Jahren des letzten Jahrhunderts an Bedeutung gewann, so ist es quasi folgerichtig, dass der moderne Symptomkomplex der Bulimia nervosa Ende der 70er Jahre des letzten Jahrhunderts zum ersten Mal als psychogene Essstörung besonderer Art diagnostiziert wurde.

Den Kontrollverlust hinter die Kulissen zu verlagern, ist ein Resultat des Prozesses der Zivilisation, wie ihn Elias (1978) beschrieben hat. Foucault (1977) skizziert eine gegenläufige historische Bewegung, die modernen Geständnisprozeduren. Die Bulimia nervosa nimmt beide historischen Entwicklungen auf. Sie ist strukturiert einerseits über die Verheimlichung von Essattacken und zum Beispiel von selbst induziertem Erbrechen, andererseits auch über quasi den Zwang, es irgendwann offenbaren zu müssen wie im Sensationsjournalismus oder in einer Talk-Show. Die Bulimia nervosa oszilliert zwischen der Verheimlichung und der

Offenbarung. Und beides scheint die Bulimia nervosa aufregend zu machen. Die Selbstbehandlung eventuell psychischer Probleme mittels der bulimischen Symptomatik – mit dem Ziel, die (schlanke und disziplinierte) Fassade zu wahren, ist strukturiert durch historische Prozesse (beschrieben von Elias und Foucault). Sie ist so *in* der Geschichte und Teil der Geschichte. Mit der Bulimia nervosa werden die davon Betroffene Mitglieder unserer Gesellschaft.

Dass Bulimia nervosa als Versuch zu begreifen ist, sich den gesellschaftlichen Idealen anzunähern, veranschaulichen einige empirische Daten: An Bulimia nervosa leidende Frauen und Männer waren vor dieser Erkrankung übergewichtiger als die Gleichaltrigen. Die Erkrankung steht im Zusammenhang mit Diätverhalten (DSM-IV-TR 2003, S. 654 ff.). Miotto et al. (2003, S. 151) haben in ihrer Studie ermittelt, dass Übergewicht, wahrscheinlich vermittelt über Diätversuche, der Entwicklung von Essstörungen vorausgeht.

5.2   Anorexia nervosa

Anorexia nervosa ist eine psychogene Essstörung, wörtlich übersetzt, eine psychisch bedingte Appetitlosigkeit, auch Magersucht oder pubertäre Magersucht genannt, da diese psychogene Essstörung sich häufig in der Pubertät ausbildet. Es ist jedoch ein Missverständnis, den Anorektikerinnen zu unterstellen, sie seien appetitlos. Sie haben Appetit und Hunger, gehen jedoch dagegen massiv vor, im Falle des sogenannten restriktiven Typus erfolgreich, da es so gut wie nie zu Essdurchbrüchen kommt, im Falle des sogenannten Purging Typus weniger erfolgreich, weil es zu Essattacken und anschließendem Erbrechen kommt. Dass die anorektische Symptomatik eine psychische Funktion hat, eine Form von Selbstbehandlung ist, liegt auf der Hand. Offenbar geht es bei der Anorexia nervosa um die Erprobung der Kontrolle der körperlichen Impulse, um eine Form sich seiner zu vergewissern, über sich zu verfügen zu können – möglicherweise in Anbetracht einer erlebten Ohnmacht und fundamentalen Abhängigkeit.

Die Anorexia nervosa ist damit bestimmt durch eine zentrale Idee der bürgerlichen Aufklärung. So ist dann bei Kant zu lesen, dass Aufklärung der Ausgang aus der selbst verschuldeten Unmündigkeit bedeutet. Eine eigene Meinung sich zu bilden, sich nicht einfach der Tradition anschließen, sondern ein mündiges autonomes Wesen zu werden, das ist das Ideal der Aufklärung. Die Anorektikerin übersetzt dieses Ideal mit der autonomen Kontrolle über ihren Körper. Damit ist sie kein Schaf mehr in einer kollektivistischen Gesellschaft, vielmehr ragt sie sichtbar heraus. Selbstbehandlung meint so, das Selbst und den eigenen Körper kulturtypisch zu formen.

Die Symptomgruppe und das Erscheinungsbild der Magersucht sind nicht neu, sind keineswegs nur an unsere Epoche gebunden. Implizit gehen wir davon aus, dass das moderne Schlankheitsideal so wie bei der Bulimia nervosa auch ein zentraler Auslöser der Anorexia nervosa ist und demnach diese Störung zeittypisch ist. Aber die Magersucht konnte auch durch spirituelles Fasten wie im Mittelalter entstehen oder insgesamt durch einen asketisch-mystischen Lebensentwurf, der darauf zielt, bereits im Diesseits weitgehend den weltlichen Begierden zu entsagen. Aber es macht für ein Krankheitsbild einen wesentlichen Unterschied, ob es im Zusammenhang mit einer gesellschaftlichen Norm wie dem Schlankheitsideal steht, oder ob es religiös motiviert ist. Habermas (1994) plädiert daher dafür, Anorexia nervosa nicht nur über Untergewicht zu definieren, sondern sie als kulturtypische Störung zu begreifen. Anorexia nervosa wäre so ohne das vorherrschende Schlankheitsideal und die Kulturtechnik des Diätens nicht denkbar. Nur so behält sie ihre historische Spezifität. Als psychogene Erkrankung ist sie zudem mit zeittypischen Konflikten wie einer symbiotischen Mutter-Tochter-Beziehung verknüpft. Daher greift eine biologisch-medizinische Definition der Anorexia nervosa zu kurz.

Damit wäre die Anorexia nervosa historisch kontextualisiert und zwar als typische Erkrankung unserer Zeit. Anorexia nervosa stellt nur eine geringfügige Überspitzung des heutigen Schönheitsideals dar. Sie ist gleichsam eine Karikatur dieses Ideals. Diese Karikaturen laufen als Models auf den Laufstegen der Modenschauen.

Selbstbehandlung bedeutet dann, die normativen Erwartungen der Gesellschaft (ein bisschen zu sehr) erfüllen zu wollen, um sich so als anerkannte und akzeptierte Bürgerin eines Gemeinwesens begreifen zu können (Lotter 2012).

Die Entwicklung zu unserem radikalen Schlankheitsideal begann im 20. Jahrhundert. Brumberg (1994) skizziert diese für Nordamerika. Sie ist eingebettet quasi in eine Dialektik von mehr Freiheiten und neuen Zwängen. Zu Beginn des letzten Jahrhunderts erfuhr das weibliche Geschlecht neue Freiheiten wie zum Beispiel das Wahlrecht. Sie gingen häufiger zur Universität und erprobten neue sexuelle Freiheiten. Gleichsam im selben Atemzug tauchte ein neuer Zwang auf, die normative Erwartung eines schlanken Körpers. Die neuen Karrieremöglichkeiten durch einen Universitätsabschluss und die Liberalisierung der Sexualität wurden sozusagen erkauft durch eine Restriktion des Nahrungstriebs. So mutet diese historische Entwicklung hin zu einem radikalen Schlankheitsideal wie eine griechische Tragödie an: keine Option ist nur positiv zu bewerten, alles hat seinen Preis. Brumberg begreift die eben skizzierte Dialektik als Paradox und versucht dieses mit dem Ansatz der Anthropologin Mary Douglas zu interpretieren: Massive soziale Veränderungen und das Überschreiten traditioneller Grenzen werden kompensiert durch einen Ausbau der Kontrolle des Körpers.

Anorexia nervosa würde damit erhellen, wie stark die Freiheiten für Frauen im 20. Jahrhundert in der westlichen Zivilisation zugenommen und welchen (in der subjektiven Wahrnehmung unverzichtbaren) Tribut Frauen dafür zu entrichten haben. Nur mit den selbst auferlegten Kasteiungen können die neuen Freiheiten akzeptiert werden.

Ein gesellschaftlicher Auslöser der Krankheit wurde bereits genannt: Das vorherrschende Schlankheitsideal.

Wenn in den letzten zwei Jahrhunderten die Gestalt der liebenden Mutter gleichsam erfunden worden ist, wenn die Familienbanden enger und intimer geworden ist, insbesondere die gleichgeschlechtliche Beziehung zwischen Mutter und Tochter (Klotter 1997), dann ist es naheliegend, dass diese Beziehung auch zu eng sein kann und zwar derart, dass die Tochter Mühe hat, sich von der Mutter abzugrenzen und eine eigene Identität zu finden. Damit wäre es auch verständlich, dass Anorexia nervosa in der Pubertät entsteht, in einem Zeitraum, in dem sich die Kinder üblicherweise deutlich von ihren Eltern separieren. Der Symbiose mit der Mutter versucht die Anorektikerin dadurch zu entkommen, dass sie Kontrolle über ihr Essverhalten erlangt und so zumindest an diesem Punkt autonom und selbstbestimmt ist, wo sie doch an fast allen anderen Punkten nicht weiß, wo Mutter anfängt und aufhört. Die Anorexia nervosa kann zwar massive negative Konsequenzen haben, aber in dem Moment der Abgrenzung gegenüber der Mutter hat sie zunächst ungeahnt viele positive Effekte, die aufzugeben durchaus schwierig sein kann.

5.3 Orthorexia nervosa

Orthorexia nervosa stammt als Begriff aus dem Griechischen: Orthos heißt als Adjektiv richtig. Orthorexia lehnt sich als Term an die Anorexia nervosa an. Damit soll gesagt sein, dass es sich bei der Orthorexia nervosa um eine psychogene Essstörung handelt. Da dieses als Pathologie begriffene Phänomen noch nicht überall bekannt ist und sich auch noch nicht als Begriff in der psychiatrischen Diagnostik und Praxis durchgesetzt hat, soll hier vorab eine Definition erfolgen. Orthorexia nervosa „is the compulsion to eat healthy, pure or organic foods. Healthy eating becomes ON when self-imposed strict dietary restrictions produce malnutrition, social isolation and impairment in daily activities." (Borgida 2011, S. 1)

Das sich im geschichtlichen Verlauf stets verändernde Krankheitspanorama reagiert mit der Produktion neuer Erkrankungen auf gesellschaftliche Veränderungen. Eine dieser Veränderungen besteht darin, dass unsere Gesellschaft in starkem Maße von jedem einzelnen erwartet, dass er oder sie sich gesundheitsgerecht verhält. Zwar sind in der gesamten europäischen Neuzeit Pflichterfüllung, Arbeitsfähigkeit, Gesundheit und Gottgefälligkeit Synonyme gewesen und sind es noch immer (Labisch 1992), dennoch hat sich diese Erwartung radikalisiert. In den 50er Jahren des letzten Jahrhunderts haben noch mehr als 80 % aller deutschen Männer geraucht. Sie durften mit zunehmendem Alter jährlich einen Blutdruckanstieg haben, ohne als Risikopatienten da zu stehen. Sie mussten wohlbeleibt sein, um als gestanden Mannsbilder zu gelten. Sie hatten dabei kein schlechtes Gewissen (Hoefert und Klotter 2013). Es ist allzu offenkundig, dass dies heute nicht mehr so ist. Ist Gesundheit Pflicht, stellt Schlankheit eine rigide soziale Norm dar, dann bereitet eine Gesellschaft den Boden für die Orthorexia nervosa, einer Essstörung, die darin besteht, sich übermäßig und zwanghaft gesund zu ernähren.

Es scheint so, als gäbe es für den Orthorektiker zunächst nichts Besseres als diese Form des Essens, ist er doch ein mehr als mustergültiger Bürger, mehr um gesundes Essen bemüht als alle anderen, der sich dann zu Recht als ein besseren Menschen begreifen kann. Selbstbehandlung mit der Orthorexia nervosa stärkt das Selbstwertgefühl in hohem Maße, um nicht gleich von Narzissmus zu sprechen (die Idee, dass Orthorexia nervosa etwas mit einer narzisstischen Störung zu tun haben könnte, wird in der Literatur bislang nicht erwähnt).

Eine andere historische Entwicklung darf nicht unerwähnt bleiben: die Verwissenschaftlichung des Essens. Mit der Entstehung der naturwissenschaftlich orientierten Ernährungswissenschaft in der Mitte des 19. Jahrhunderts änderte sich die Aufmerksamkeitsteuerung bezüglich der Lebensmittel. Aus einem eher naiven „Ich esse, was mir schmeckt, und was ich überhaupt bekomme" wurde ein „Ich muss die Inhaltstoffe zu mir nehmen, die gesund sind". Wir essen heute tendenziell nicht mehr Orangen oder Äpfel, wir nehmen Vitamin C zu uns. Wer sich entsprechend der offiziellen Doktrin dem Anschein nach nicht gesundheitsgerecht verhält, darf wie die Adipösen massiv diskriminiert und stigmatisiert werden. Die Aufteilung der Lebensmittel in gesunde und ungesunde, die Identifizierung von guten und bösen Inhaltsstoffen, deren Quantifizierung und die daraus folgende Moralisierung des Essens bereitet der Orthorexia nervosa auf hervorragende Weise den Boden. Wer sich akribisch an die offiziellen Ernährungsempfehlungen hält, ist im Grunde schon orthorektisch. Und auch hier bedeutet Selbstbehandlung, sich als vorbildlich zu erweisen, sich über den „Plebs" zu erheben. Orthorexia nervosa hilft so, die Eigenliebe zu erhöhen und Insuffizienzgefühle zu kompensieren.

Das orthorektische Essverhalten lässt sich dann verstehen als die (Über-)erfüllung zweier gesellschaftlicher Erwartungen: bezüglich eines verschärften Gesundheitszwangs und bezüglich des richtigen, wissenschaftlich fundierten, Essverhaltens.

Da sich das orthorektische Essverhalten in der Regel an einem selbst kreierten Kostregime orientiert, also nicht an die Empfehlungen der DGE angelehnt ist, erfüllt es eine weitere gesellschaftliche Erwartung der letzten 200 Jahren, also der Moderne, die der Pflicht zur Individualisierung. Jeder und jede muss sich selbst verwirklichen – auch mit einem eigenen Kostregime. Das Befolgen allgemeiner Ernährungsempfehlungen wäre demnach höchst unindividuell.

5.4   Essgestörte als Kulturavantgarde

Wir sehen also, dass alle bisher genannten Essstörungen in einem Viereck aufgespannt sind zwischen dem Erfüllen normativer Erwartungen, dem Management körperlicher Impulse, der Pflicht zur Individualisierung und der Abhängigkeitsregulation bezüglich anderer Menschen. Die Essgestörten, so bezeichnen wir diese Menschen gerne, sind nicht jenseits des Mainstreams, sind nicht jenseits der Normalität, sondern mitten drin. Keine Frage, dass gewisse Formen der Devianz zu erkennen sind, aber doch nur um die Ideale des bürgerlichen Subjekts deutlich zu pointieren. Mit ihrem besonderen Essen machen sie sich zur heimlichen Avantgarde des bürgerlichen Zeitalters, das sich im „Sturm und Drang" ankündigt, so im „Werther" von Goethe, in dem nur sehr schlicht und reduziert gegessen wird, so in der Frühromantik, die kulinarische Exzesse verachtet, so in der Lebensreformbewegung, die ebenso den Verzicht und Schlankheit predigt, an die sich die 68er Generation des 20. Jahrhundert anschließt (Klotter und Beckenbach 2012, Klotter 2015b).

So scheint ein merkwürdiges Paradox auf: Die Essgestörten als Kulturavantgarde, die die zentralen Elemente der Moderne überpointiert (siehe das eben erwähnte Viereck) und als Vorreiter der Moderne zu gelten hat, ist in ihrem Kern normorientiert. Sie ist nicht das Andere, nicht das Jenseitige der Moderne, sondern ihr Vorarbeiter. So muss der Term Avantgarde nur übersetzt werden als Voranschreiten, als Vorhut in einer militärischen Operation, um zu verstehen, wer die Essgestörten sind. Sie laufen der Masse voraus, um diese zu informieren und zu lenken. Und sie gehen ein besonderes Risiko ein: schneller und früher getötet werden als die behäbige Masse, von der doch nicht wenige verschont bleiben. Am Sichtbarsten wird diese bei den schlechten bis katastrophischen Krankheitsverläufen der Anorexia nervosa.

Essgestörte versuchen, die gesamte Bevölkerung zu erziehen, zumindest versuchen sie das. Sie führen vor, was zum Beispiel Individualisierung ist. Sie sind die großen Erzieher der Nation in Form von Vorbildern, die ein wenig übertreiben müssen, um vom Volk verstanden zu werden. Nicht selten werden sie wenig oder gar nicht verstanden wie Nietzsches armer Zarathustra.

Und wie erlebt das Volk ihre Erzieher, ihre Avantgarde? Als gestört und ganz anders als es selbst. Damit verleugnet das Volk den Auftrag der Avantgarde, um selbst vor sich zu verbergen, wie infiziert es vom Erziehungsauftrag der Avantgarde ist.

Wer will denn in unserer Gesellschaft als übergewichtig gelten, als nicht individualisiert, als nicht autonom?

Wir müssen festhalten: Identität und Identitätsangebote über Essen sind zentral
gesellschaftlich-kulturell vermittelt. Mit ihr, mit ihnen findet unsere Kultur zu sich
selbst und affirmiert sich unablässig. Sie bilden eine Art von Verständigungsarbeit
über sich selbst. Die an bestimmte Gruppen gerichteten Identitätsangebote (für
Alternativ-Esser, für Essgestörte, etc.) dienen im Wesentlichen dazu, die Identität
einer Kultur aufrechtzuerhalten.

6.1 Grillen

Jeder oder jede kennt diese Situation: Es ist einer der ersten warmen Tage im Frühjahr oder Sommer. An der Fleischtheke im Supermarkt drängeln sich ungeduldig erstaunlich viele Menschen. Große Mengen an Fleisch werden eingekauft. Und wofür? Natürlich. Für das Grillen. Abends. Und wer grillt? Der Mann. Und die Frau? Sie findet das gut. Dass eine Million Jahre Menschheitsgeschichte reproduziert wird. Die Erfindung des Feuers fand etwa zu diesem Zeitpunkt statt. Und bevor Kochtöpfe zum Einsatz kamen, wurde gegrillt. Auf der offenen Flamme. Davor hatte eine Horde von Männern die Tiere gejagt und getötet.

Grillen stellt nicht nur die erste Zubereitungsmethode zur Verarbeitung von Lebensmitteln dar, Grillen steht auch dafür, dass die Menschen nun den Spieß umgedreht hatten. Nicht mehr länger waren sie die Beute der Tiere, nicht mehr länger mussten sie deshalb um ihr Leben fürchten, vielmehr hatten sie sich mit dem Einsatz von Werkzeug und Waffen zu den Herren dieser Welt erhoben.

Erstaunlich, dass heute auf diese derart archaischen Rollenmuster wie selbstverständlich noch zurückgegriffen wird, als wäre innerhalb einer Million Jahre sonst nichts passiert. Der Mann ist der Jäger und Krieger. Und die Frau hütet die Kinder und steht am Herd. Falls nicht gegrillt wird. Der Herd und der Kochtopf stellt eine revolutionäre Erneuerung im Vergleich zum Grillen in der Menschheitsgeschichte dar. Aber im Sommer wird das vergleichsweise Primitive gefeiert: das Grillen. Der Mann ist für das Primitive zuständig. Und für das Töten. Daher steht kaum eine Frau am Grill. Sie ist das Feinere und der Fortschritt. In ihrer unendlichen Güte gesteht sie dem Mann die Reproduktion archaischer Rituale zu. Sie erlaubt ihm, sich wie ein kleines Kind ausleben zu dürfen, von einem Leben träumen zu dürfen, in dem er noch ein richtiger Mann war. Damals.

© Springer Fachmedien Wiesbaden 2016
C. Klotter, *Identitätsbildung über Essen*, essentials,
DOI 10.1007/978-3-658-13309-2_6

Für die Identitätsbildung halten wir fest: Sie ist nicht nur an die Jetzt-Zeit gebunden, sie stellt nicht nur eine Kulturleistung in einer bestimmten Zivilisation dar, sie bindet sich an unglaubliche lange historische Zeiträume, um uns Menschen mit der Geschichte zu verbinden, um überdeutlich zu veranschaulichen, dass wir ohne Geschichte nichts sind, dass wir Identität gewinnen nur über Geschichte, genau dann, wenn sie sich über 1 Million Jahre erstreckt.

6.2   Beute – Täter

Fleisch symbolisiert den Sieg des Menschen über das Tier, symbolisiert, wie aus dem Gejagten der Jäger geworden ist. Nicht mehr er musste permanent um sein Leben fürchten, sondern das Tier. Jenseits des potentiellen und widersprüchlich diskutierten physiologischen Wertes des Fleischs für die Ernährung des Menschen wird mit dem Fleischverzehr dieser Sieg rituell reproduziert. Der Täter verleibt sich das Opfer ein. Grausamer und drastischer geht es wohl nicht, um sich als Herrenrasse auf dieser Welt zu positionieren. Mit jedem Schnitzel, das wir essen, wischen wir zugleich die Angst weg, wieder zur Beute der Tiere zu werden. Diese Angst kann so übermächtig sein, dass wir gar nicht oft genug Fleisch konsumieren können. Je größer das Schnitzel, umso besser.

Identität bedeutet in diesem Zusammenhang, sich als Mensch vom Tier abzugrenzen, eine vermeintlich fundamentale Differenz zu etablieren, nur um zu verbergen, wie sehr wir Tier sind. All das Betonen der Seele, die selbstredend unsterblich sein soll, des Geistes, des Wesens, sind Waffen im Krieg gegen das Tier (in uns).

Es nimmt nicht wunder, dass es in Deutschland und in vielen anderen Ländern die Männer sind, die deutlich mehr Fleisch und Wurst als die Frauen verzehren. Schließlich sind sie die Jäger, denen das größte Stück an Fleisch zusteht. Der Jäger bekommt mehr, damit er auch am nächsten Tag noch genug Kraft hat, weiter zu jagen. Zugleich darf sein Anteil größer sein, weil beim gemeinsamen Mahl ihm damit öffentliche Anerkennung zuteilwird. Der erfolgreiche Jäger steht in der sozialen Rangordnung weit oben. Er ist es, der der Familie und der Gemeinschaft zum Überleben verhilft. Es ist seine Tapferkeit und Geschicklichkeit, die das Fleisch auf den Grill bringt.

Vor der landwirtschaftlichen Produktion, die im Nahen Osten etwa vor 10.000 Jahren begann, war das Fleisch die zentrale Nahrungsquelle. Aus dieser Zeit stammt die hohe Wertschätzung für dieses Lebensmittel.

Identität über den Konsum von Fleisch zu beziehen, bedeutet dann auch, Angst zu bewältigen, nicht mehr genug (Fleisch) zu essen zu haben. Wir haben jetzt schon öfters gesehen, dass Identitätsbildung eine Abwehrformation darstellt, ein Schutzwall gegen …

6.3   Fleisch und soziale Lebenslage

Fleisch hat auch eine soziale Komponente. Die sozial besser Gestellten, die die höheren finanziellen Ressourcen haben, verfügen in der Menschheitsgeschichte regelmäßiger über ein Mehr an Fleisch als die sozial schlechter Gestellten. Das Ausmaß des Fleischkonsums ist ein Indikator für die gesellschaftliche Stellung. Auch deshalb ist der Fleischkonsum so attraktiv. Wer sich sozial verbessert, isst mehr Fleisch. Das geschieht derzeit zum Beispiel in den sogenannten Schwellenländern. In Deutschland vollzog sich dies in den 50er und 60er Jahren des letzten Jahrhunderts, nach dem 2. Weltkrieg, nach den Hungerjahren nach Ende dieses Krieges. Endlich konnte wieder ausreichend gegessen werden, vor allem viel Fleisch.

Heute, wo alle sozialen Milieus in Deutschland hinreichend Fleisch verzehren können, vollzieht sich ein Wandel. Die sozial besser Gestellten, die sozial besser gestellten Frauen wenden sich vom Fleisch ab und werden Vegetarier, um sich mit diesem Essstil von den schlechter Gestellten abzugrenzen. Bourdieu nennt dies soziale Distinktion.

Derartiger Identitätsbildung ist das Gewalttätige und Grausame inhärent. Die da oben grenzen sich ostentativ von denen da unten ab. Erstere unterstellen dann auch noch den Letztgenannten einen ungesunden Lebensstil.

6.4   Das Töten hinter die Kulissen legen

Norbert Elias hat in seinem Werk „Über den Prozess der Zivilisation" (1978) beschrieben, wie aufgrund dieses Prozesses die Europäer vom Mittelalter bis heute eine immer stärkere Affektkontrolle, auch als Selbstkontrolle zu beschreiben, entwickelt haben. Am Essenstisch darf daher keine Gier gezeigt werden. Es darf nicht mit den Händen in die Schüsseln gegriffen werden. Ein ganzes Arsenal guter Manieren ist mit dem Essen verbunden.

Aber auch die Aggression unterliegt der Affektkontrolle. Sie darf nicht mehr gezeigt werden, zumindest gilt dies für die große Mehrheit der Menschen. Wir verprügeln nicht einfach den anderen, wenn wir Bock darauf haben. Und wir verlegen das Töten von Tieren, die wir anschließend verspeisen, hinter die Kulissen. War es noch vor ein bis zwei Generationen üblich, dass in einem Dorf, für alle sichtbar, ein Schwein geschlachtet wurde, ist dies heute eher undenkbar. Wir wollen uns nicht mit dem Gedanken anfreunden, dass das Fleisch, das wir essen, von einem Tier stammt, das getötet worden ist. Daher wird der Tötungsakt verleugnet, es wird so getan, als ob er gar nicht stattgefunden hätte.

Identitätsbildung bedeutet dann, sich über diese Verleugnung als moralisch guter Mensch zu fühlen.

Den Alternativ-Essern ist das nicht genug. Sie wollen nicht verleugnen, sie wollen Taten statt Illusionen.

Für den Fleischverzehr bleibt die Verleugnung nicht ohne Folgen. Fleisch verliert unsere Wertschätzung. „Ich halte diese Abwertung für unvertretbar, da um Fleisch zu gewinnen, ein Tier sein Leben lassen muss." (Honikel 2001, S. 145). Und das vergessen wir gerne. Damit verliert das Tier und das Fleisch unsere Achtung. Der Überfluss an Fleisch heute und sein niedriger Preis kommen noch erschwerend hinzu.

Im Grunde muss ich mich schuldig fühlen, dass wegen meines Hungers oder Appetits ein Lebewesen getötet worden ist. Aus der Schuld entsteht der Respekt gegenüber dem getöteten Tier. Ich bin dafür dankbar, dass ich das Fleisch essen konnte.

Schuld umgehe ich nicht damit, dass ich auf Fleisch verzichte oder als Veganer auf alle Produkte von Tieren. Denn, um zu überleben, muss ich Lebewesen essen. Und Pflanzen können auch als Lebewesen begriffen werden. Um die Schuldfrage komme ich also nicht herum. Eine Form, mit Schuld umzugehen, ist Dankbarkeit und Wertschätzung.

Die Identitätsbildung mit dem Essen kommt um die Moral nicht herum. Sie drängt sich gleichsam auf und schreit nach Lösungen.

Die Alternativ-Esser haben diesen Schrei vernommen, die Wächter auch ein wenig, indem sie Fleischkonsum als riskant für die Gesundheit einstufen. Die breite Bevölkerung verharrt in einer archaischen Position: Fleisch ist Wohlstand und Fleisch ist Protest gegen die Reglementierung des Essverhaltens durch die Wächter. Dieser Protest geht vor Allem von den Männern aus.

6.5   Fleischindustrie

Den Akt des Tötens hinter die Kulissen zu verlegen, hat auch Konsequenzen für die Fleischproduktion und -vermarktung. Das Fleisch wird dem Konsumenten so präsentiert, dass möglichst wenig an seine Herkunft erinnert. Am beliebtesten ist daher zum Beispiel die Hühnerbrust, aber weniger die Hühnerschenkel, von den Füßen oder den Innereien ganz zu schweigen.

Die Fleischindustrie produziert dann eine viereckige Wurst. Das Fischstäbchen ist so künstlich, dass an den Fisch im Meer oder im Netz beim Fangen eigentlich nichts erinnert. Mit der präferierten Künstlichkeit wird ein Teil der Natur verleugnet.

In keiner Werbung für Milch etwa wird gezeigt, wie Kühe gemolken werden. In keiner Werbung für Wurst wird ein Schwein geschlachtet. Die Konsumenten müssen die Illusion haben, dass die Milch in einer Fabrik produziert wird. Und die Wurst wird synthetisch hergestellt unter absolut hygienischen Bedingungen. An Kuhmist ist nicht einmal zu denken.

Dagegen dominiert die Lebensmittelwerbung die liebliche und idyllische Natur: herrliche Alpenlandschaften, grüne Wiesen, ein leuchtender Wasserfall, ein altes Bauernhaus, auf dessen Terrasse die Großfamilie heiter und zufrieden speist.

Das mag als Werbung die gewünschten Effekte zeitigen, aber auch unbeabsichtigte Nebeneffekte. Das Beiseiteschieben bestimmter Aspekte der Natur wie das Töten macht die Konsumentinnen und -konsumenten misstrauisch. Das Illusionstheater mit der lieblichen Natur macht die Konsumenten tendenziell paranoid. Sie unterstellen der Lebensmittelindustrie mit ihren schrecklichen Aromen und Zusatzstoffen das Böse, das sie selbst verbannen wollte. Was die Industrie als ein Zuviel an Natur abschneidet, kommt bei den Konsumenten als ein Zuviel an Industrie an. Also: Das Verleugnen von bestimmten Aspekten der Natur ist langfristig nicht sinnvoll. Wie ein Bumerang kommt der Verdacht zurück.

Identitätsbildung, die die Moral so ins Boot holt, als sei diese dem Bösen (dem Verzehr von Lebensmitteln etwa) entgegengesetzt, lädt zum Scheitern ein.

6.6 Fleisches-Lust

Europa wird, wie ausgeführt, seit 2500 Jahren von einem Leib-Seele-Dualismus bestimmt, den nach Pythagoras Platon, der wichtigste Philosoph des Abendlands, entfaltet hat. Da die sterbliche Hülle, die sich Körper nennt, dort die göttliche unsterbliche Seele. Der Körper ist das Gefängnis der Seele. Nicht ihn haben wir zu nähren, sondern sie. Fleischeslust, das Frönen irdischer Gelüste, verhindert die Entfaltung der und die richtige Sorge um die Seele. Mäßigung, was die körperlichen Lüste angeht, ist daher unabdingbar – auch um ein selbstkontrollierter, vernünftiger Bürger eines Stadtstaates zu sein.

Die griechische Frühantike um Platon war sich ziemlich einig, dass die menschliche Natur zu beherrschen sei, aber sie galt nicht als böse.

Diesen Schritt macht erst das Christentum, das viel von der griechischen und römischen Philosophie übernommen hat. Aus Selbstbeherrschung wird der Kampf gegen den Teufel, der auch im Körper des Menschen sein Zuhause hat. Die fleischliche Begierde in all ihren Ausprägungen wird als Sünde begriffen, als das schlechthin Böse, die den Menschen verführen will, ihn Gott abspenstig machen will.

Mäßigung war mit dem Christentum nicht mehr Anzeichen eines guten Bürgers, sondern Ausdruck eines (relativ) sündenfreien Daseins. Alle leibliche Lust schien dem frühen Christentum als suspekt, schien sie doch den Körper an den Boden zu bannen. Wer nach irdischer Lust sucht, dessen Blick ist auf Gott nicht mehr gerichtet. Er verliert den Kontakt zum Heiligen. Einer der Kirchenväter, Augustinus (354 – 430), wähnt sich im Kampf gegen die Sünde. Im Bereich der Sexualität bereitet sie ihm keine größere Mühe. Beim Essen jedoch sieht die Sache anders aus.

> Solchen Versuchungen ausgesetzt, kämpfe ich täglich gegen die Begier zu essen und zu trinken. Denn da gelingt es nicht, mit einem einzigen Willensakt Schluss zu machen und nicht mehr darauf zurück zu kommen, wie ich es bei der Sexualität konnte. So muss ich den Gaumen maßvoll die Zügel mal lockern und mal straffen. Und welcher Mensch, Herr, ließe sich nicht gern einer Kleinigkeit wegen über die Grenzen des Notwendigen fortreißen? (zitiert nach Heckmann 1979, S. 55)

Das Essen ist damit das Einfallstor der Sünde, da Essen überlebensnotwendig ist, und da es, wie Augustinus berichtet, äußerst schwierig ist, zwischen notwendigem und genüsslichem Essen eine Grenze zu ziehen. Im Sinne Augustinus sind wir Naschkatzen. Auch heute noch, wenn jemand ein bisschen oder viel zu viel nascht, sprechen wir von „sündigen", fast zweitausend Jahre nach den Sätzen von Augustinus.

Fleisch als Begriff ist dann reserviert für das Lebensmittel, aber auch für die Sexualität. Wenn diese als teuflische Bedrohung vom Christentum wahrgenommen wird, dann ist es in einer Wortlogik nicht weit, auch das Fleisch als Lebensmittel mit teuflischen Kräften auszustatten. Das Essen, aber insbesondere der Verzehr von Fleisch, soll dazu anregen, sich der Sexualität hinzugeben, ihr nicht widerstehen zu können. Auch daher rühren die zahlreichen Fastentage im Mittelalter (Montanari 1993). Sie sollen ein Bollwerk gegen die sexuelle Begierde bilden.

Fleisch als Lebensmittel ist daher ideal für Männer, die ihre Begierden und ihre Potenz zeigen wollen und sich derer nicht schämen, nicht schämen wollen.

Wer einem solchen Mann den Fleischkonsum reduzieren will, wie etwa eine Ernährungsberaterin, will ihm unmittelbar die Potenz rauben. Nein, da hört für ihn der Spaß wirklich auf.

Vegetarier sehen sich, besser: sahen sich deshalb dem Verdacht ausgesetzt, keine richtigen Männer zu sein.

Fleisch zu essen, ist daher sexuell konnotiert: Wer Fleisch isst, bekennt sich zur sexuellen Lust (Männer), wer darauf eher verzichtet, demonstriert seine Fähigkeit zur Selbstkontrolle und Reinheit (Frauen).

6.7   Gut oder böse

Colpe (1993) siedelt die Entstehung der Dichotomie von Gut und Böse, das die abendländische Geschichte zentral beeinflussen sollte, in Afghanistan in Mazar-e-Scharif (bis vor kurzem der Stützpunkt der Bundeswehr) mit der Figur Zarathustra (1000 bis 800 vor Christi) an. Dieser betreibt Weidewirtschaft und ist bedroht auch in seiner ökonomischen Existenz von bösen umherschweifenden Nomaden, die sich mit Drogen berauschen und sich dann an orgiastischen Viehschlachtungen zusätzlich berauschen. Zarathustra hat eine elementare Abscheu vor Gewalt, er tritt ein für Natur- und Tierschutz, er verteidigt das geordnete sesshafte Leben. Die Nomaden sind dagegen prototypisch böse, weil sie umherschweifen und töten, wann und wie sie wollen, ihre Angriffe sind nicht berechenbar, niemand weiß, wann sie kommen und gehen; sie verletzen die soziale Ordnung fundamental.

Da die einen, die Landwirtschaft betreiben und für die Tiere im Prinzip Nutztiere sind und kein Lebensmittel, dort die *Vagabunden*, die sich überwiegend von Fleisch ernähren. Die moralische Zuordnung ist eindeutig.

Macho (2001) bestätigt diese Aufteilung in Gut und Böse, in Nichtfleischesser und Fleischesser, aufgrund einer Lektüre biblischer und antiker Texte. Er arbeitet eine Opposition zwischen Hirte und Viehzüchter heraus. „Der Viehzüchter wird dagegen als prototypischer Stratege des maßlosen Genusses, der Verausgabung, geschildert, und zwar sowohl der Ausschweifung in Essen und Trinken wie in den sexuellen Lüsten. Der ‚Unmäßigkeit' folgt naturgemäß … ‚als Begleiterin die Sinneslust', welche wahnsinnige Raserei, unerträgliche Leidenschaft, unwiderstehliche Tollheit uns auferlegt." (S. 160)

Die eigene Identität zu beziehen über Fleisch Essen oder Fleisch nicht Essen, läuft so auf eine dichotome Organisation hinaus: da die Bösen, dort die Guten. Dieses tradierte Muster ist auch noch den Alternativ-Essern mehr als vertraut.

Literatur

Borgida, A. (2012). *In sickness and in health: Orthorexia nervosa, the study of obsessive healthy eating*. United States: ProQuest 11.C. (72).

Brumberg, J. J. (1994). *Todeshunger*. Frankfurt a. M.: Campus.

Colpe, C. (1993). Religion und Mythos im Altertum. In C. Colpe & W. Schmidt-Biggemann (Hrsg.), *Das Böse – Eine historische Phänomenologie des Unerklärlichen*. Frankfurt a. M.: Suhrkamp.

Elias, N. (1978). *Über den Prozess der Zivilisation. Bd. 1 und 2*. Frankfurt a. M.: Suhrkamp.

Foucault, M. (1977). *Sexualität und Wahrheit. Bd. 1*. Frankfurt a. M.: Suhrkamp.

Habermas, T. (1994). *Zur Geschichte der Magersucht*. Frankfurt a. M.: Fischer.

Heckmann, H. (1979). *Die Freud des Essens*. München: Hanser.

Hoefert, H. W. & Klotter, C. (Hrsg.). (2013). *Gesundheitszwänge*. Lengerich: Pabst.

Hornickel, K. O. (2001). Naturwissenschaftliche Forschungsziele der Bundesanstalt für Fleischforschung. In G. Neumann, A. Wierlacher, & R. Wild (Hrsg.), *Essen und Lebensqualität*. Frankfurt a. M.: Campus.

Jullien, F. (2005). *Schattenseiten*. Zürich: diaphanes.

Klotter, C. (1990). *Adipositas als wissenschaftliches und politisches Problem*. Heidelberg: Asanger.

Klotter, C. (Hrsg.). (1997). *Liebesvorstellungen im 20. Jahrhundert*. Gießen: Psychosozial Verlag.

Klotter, C. (2001). *Genealogie und Gesundheitsförderung aus persönlichkeitspsychologischer Sicht*. Lengerich: Pabst.

Klotter, C., & Beckenbach, N. (2012). *Romantik und Gewalt*. Wiesbaden: Springer VS.

Klotter, C. (2015a). *Fragmente einer Sprache des Essens*. Wiesbaden: Springer VS.

Klotter, C. (2015b). *Männergruppen – Politsex – Entgrenzung. Zu den Folgen der 68er Revolte*. Lengerich: Pabst.

Labisch, A. (1992). *Homo hygienicus*. Frankfurt a. M.: Campus.

Lotter, M.-S. (2012). *Scham, Schuld, Verantwortung*. Frankfurt a. M.: Suhrkamp.

Macho, T. (2001). Lust auf Fleisch? Kulturhistorische Überlegungen zu einem ambivalenten Genuss. In G. Neumann, A. Wierlacher, & R. Wild. (Hrsg.), *Essen und Lebensqualität*. Frankfurt a. M.: Campus.

Miotto, P., Coppi, M., Frezza, M., & Preti, A. (2003). The spectrum of eating disorders prevalence in an area of Northeast Italy. *Psychiatry Research, 119,* 145–154.

Montanari, M. (1993). *Der Hunger und der Überfuss*. Frankfurt a. M.: Fischer.

Schupp, F. (2003). *Geschichte der Philosophie. Bd. 1*. Hamburg: Meiner.

© Springer Fachmedien Wiesbaden 2016

C. Klotter, *Identitätsbildung über Essen*, essentials,
DOI 10.1007/978-3-658-13309-2